Report of Rare Diseases in China (2018)

中国罕见病研究报告（2018）

丁　洁　王　琳　主　编

中国健康传媒集团
中国医药科技出版社

图书在版编目（CIP）数据

中国罕见病研究报告．2018/丁洁，王琳主编．—北京：中国医药科技出版社，2018.6

ISBN 978－7－5214－0366－4

Ⅰ．①中…　Ⅱ．①丁…②王…　Ⅲ．①疑难病—研究报告—中国—2018　Ⅳ．①R442.9

中国版本图书馆 CIP 数据核字（2018）第 127575 号

美术编辑　陈君杞

版式设计　诚达誉高

出版　**中国健康传媒集团**｜中国医药科技出版社

地址　北京市海淀区文慧园北路甲 22 号

邮编　100082

电话　发行：010－62227427　邮购：010－62236938

网址　www. cmstp. com

规格　787×1092mm 1/16

印张　4

字数　49 千字

版次　2018 年 6 月第 1 版

印次　2018 年 8 月第 2 次印刷

印刷　北京九天众诚印刷有限公司

经销　全国各地新华书店

书号　ISBN 978－7－5214－0366－4

定价　58.00 元

编 委 会

序一

《中国罕见病研究报告（2018）》是我国第一份有关罕见病的综合性的研究报告。

提起罕见病，很多人感到陌生。什么是罕见病？罕见病与我们所知道或接触的常见病、多发病有什么不同？为什么会出现罕见病这个概念？罕见病与我们有什么关系？在第一次接触罕见病这个概念时，可能人们会产生的这些疑问，我们可以在这份报告中找到答案。

当我们认真阅读这个报告，你会感觉到这不仅是一份学术报告，也是与大家对话交流的娓娓道来的叙述文，作者尽量用通俗易懂的语言文字，尽可能言简意赅地解释深奥艰涩的医学问题，以便不同行业的读者都能读懂其内容、都能了解罕见病，并力求引起读者对罕见病的关注。在阅读中你会发现这不仅是医学的研究报告，其内容还涉及了临床医学、医政管理、药学研究、卫生经济、政策法规、社会保障、社会建设等一系列不同领域的现状和问题。会感到罕见病虽然归属于医学范畴，但是具有明显的社会属性，值得我们深入研究。

报告系统地回顾了罕见病在我国的发展历史，以及这些年来社会各界为推动我国的罕见病事业发展所做出的贡献。报告既说到医学本身问题又说到社会与政策问题，既介绍发达国家经验又兼顾我国实际情况，既全面建议又有分步实施办法。资料详实、分析客观、论证严谨，为罕见病相关政策的制定提供参考依据。

习近平总书记在2016年全国卫生与健康大会讲话中强调：健康是促进人的全面发展的必然要求，是经济社会发展的基础条件，是民族昌盛和国家富强的重要标志，也是广大人民群众的共同追求。随着我国的医疗卫生事业的发展，在逐步解决常见病、多发病的同时，也要解决罕见病所带来的诸多问题。

希望《中国罕见病研究报告（2018）》成为我们走进罕见病领域、认识罕见病、了解罕见病的宝贵资料。让我们为攻克罕见病领域的难题、为推进罕见病事业、为健康中国2030共同努力。

中国工程院院士
北京大学常务副校长
北京大学医学部主任

2018年6月

序二

由中国罕见病简要回顾、中国罕见病诊疗与保障工作进展、国外罕见病防治和保障工作简介、存在问题和政策建议，四个部分组成的《中国罕见病研究报告（2018）》出版了。阅读其手稿时，感动、感慨、浮想联翩。罕见病的全球挑战与中国的角色这样一个生命与尊严的命题，在我的心中油然而生。

很欣慰，在我的职业生涯中，2013 年北京医学会成立了罕见病第一届专业委员会，主任委员、副主任委员、常委、委员共 41 名。分别来自于北京大学、中国医学科学院、部队医疗、北京市医疗系统。专业涉及到临床多学科和基础学科。目前，北京医学会第二届罕见病专业委员会早已履行职责，而且人数更多了，还成立了学组，在主任委员丁洁教授、副主任委员王琳教授的带领下，全体委员矢志不移，在组织学术活动，加强学术交流与政府部门沟通，建立网络，组织科研课题等方面做了许多独具匠心，富有成果的工作。尤其是对北京地区三级甲等医院 404312 份病例的收集与分析，最终显示罕见疾病种类 1423 种。这是在全国范围内，第一份罕见病发病情况和疾病分布的成果。今天，《中国罕见病研究报告（2018）》问世，这是久久为功珍贵的医学研究成果，必将为中国的罕见病学事业的发展、为中国罕见病患者的合法权益、罕见病患考的救治、罕见病群体的健康权益的保障乃至立法做出贡献。更是对早在一个半世纪之前世界著名的医学教育学家威廉·奥斯洛的一句名言“医学实践的弊端在于历史洞察的贫乏，科学与人文的断裂，科学进步与人道主义的疏离”的准确回答。

有一种精神，穿越时代的云烟，日久铭新；有一种怀念，历经时代的风雨，更臻醇厚。《中国罕见病研究报告（2018）》中的字字句句，我强烈感受到的是医者仁心、医乃仁术，大医精诚，悬壶济世，报效祖国和人民的高贵医学专业精神，与习近平总书记所言“中国梦是民族梦、国家梦，是每个中国人的梦，也是每一位残疾人朋友的梦。我们都要凝心聚力，在实现人生梦想的同时，共同推动中华民族美好梦想的早日实现”，是如此的共振与和谐。

永远和党与人民在一起，同人民一起开拓，同祖国一起奋进，是百年北京医学会的魂和魄。

谨以此为序。

中华医学会副会长

北京医学会会长

2018 年 6 月

前言

罕见病作为医学的一个新领域，进入中国已经有数十年的历史。在这数十年尤其是近十年里，越来越多的专家、学者以及社会各界人士走近罕见病、了解罕见病、参与罕见病工作，使我国的罕见病事业取得了长足的进步。

与此同时，我们越来越感觉到，应该抓紧时间深入研究中国罕见病的发展规律以及今后发展方向，旨在对今后罕见病工作有所启迪。所以我们在 2017 年成立了由北京市、上海市、山东省、广东省、浙江省等地罕见病领域专家组成的编委会，开始了这项工作。

《中国罕见病研究报告（2018）》（以下简称《报告》）是在广泛收集国内外罕见病有关资料、经过专家组多次开会讨论研究的基础上撰写的。《报告》不仅要全面介绍国内外罕见病相关情况，更要将专家们对罕见病的认识、经验、智慧和倾注的心血凝练并表达出来。

直到开始动手，才感觉到此《报告》的撰写是如此之艰难。因为通过专家组的反复研究论证，进一步证实了罕见病不仅仅是医学中的一个专科，罕见病包括了人体多系统疾病的几千种疾病；罕见病不仅仅是医学问题，而是跨越了临床医学、医学基础研究、药学研究、卫生经济学、法律法规等十多个领域。如何在有限的文字中阐述诸多问题，对我们是个挑战。

《报告》尽可能立体地全方位地介绍国内外罕见病的现状、对罕见病的认识和有关政策。《报告》认真地梳理罕见病在中国的发展历史，其中包括曾经引起广泛争议的罕见病定义问题、极度困扰我们的罕见病流行病学数据缺失的问题等。客观地介绍了这些年来中国各级政府为罕见病事业做出的努力、社会各界为罕见病事业做出的奉献。《报告》中不仅介绍国外先进的罕见病管理经验，也如实地描述了发达国家所面临的困难和问题。在问题和建议方面，力求客观实际地剖析面临的问题，并提出切实可行的解决问题的方法或路径。

2018 年 5 月国家五部委颁布了《第一批罕见病目录》；随之，国家卫健委发布了《罕见病目录制订工作程序》。这两份文件标志着我国罕见病事业进入了一个崭新的阶段。

《报告》的撰写是一个艰苦的过程，但也是编者与多年来为中国罕见病事业不懈努力奋斗的朋友们对话的过程；是编者与一路走来的中国罕见病事业交流的过程；是编者怀着憧憬迎接中国罕见病事业春天的过程。

由于编者水平有限，难免有疏漏和不足，敬请广大读者不吝斧正。

2018 年 6 月

目录

附录

一 中国罕见病简要回顾

（一）关于罕见病

准确地说“罕见病”不是一个疾病名称，是作为一个形容词进入医学界和社会公众视野的。顾名思义，罕见病意为罕见的疾病、稀有的疾病、少有的疾病；是相对常见病、多发病而言；由于罕见病患病人群较小，常常被人们所忽视，也曾被称为孤儿病。罕见病是一大类散落在各个疾病系统的不同疾病的总称。

我们虽难于严谨地求证何时形成并确立了“罕见病”这一概念，但发现早在 1962 年美国在修正食品、药品和化妆品法案涉及罕见病用药问题时①，提及了罕见病。认为有这样一类疾病，因为每种疾病患病人数极少，所以称之罕见；这一大类疾病很少有企业研发和生产其治疗药物，所以罕见病用药亦称为孤儿药。孤儿药被诠释为专用于罕见病治疗的药物，还有专家认为孤儿药一词具有一定的情感色彩，是提醒社会应该对该类疾病和所需药物加以关注。孤儿药也被解释为用于治疗、诊断、预防罕见疾病的药品（含药物、疫苗、诊断试剂等），通常商业投资回报较低或可能无法收回研发和生产成本的药物。

如此看来，罕见病这一概念的出现，不仅是源于医学的疾病分类，更重要的是基于社会的需求，也意味着医学的进步和人类社会文明水平的提高。

在过去的几千年中，人类遇到的健康威胁多来自外部，如病原微生

---

① Kefaurer - Harris. Amendments of 1962 to the Foods. Drug and Cosmetic, 1938, 10.

物导致的传染病、经济水平低下造成的营养不良、战争灾害导致的外伤等。随着经济的发展和生活水平的提高，出现了糖尿病、高血压病、冠心病等所谓生活习惯造成的疾病，但目前大部分已经被证明是自身细胞、器官、系统的病变。尤其是随着医学技术进步，发现了许多与遗传代谢和自身免疫有关的、过去不曾了解的、发病量极其少见的疾病。这些疾病虽然病患数量极少，但提示我们，人类在不断进化的过程中需要审视人体自身的不良因素，因为这些罕见的疾病告诉我们，它们对人类目前乃至子孙后代存在着威胁。

目前得知，罕见病作为一个病种群，具有特殊的共性。例如：罕见病有七千种左右，每种病的患病率和发病率极低、患病人数少、患病人群分散；80% 为遗传性、50% 在儿童期发病、30% 死于 5 岁之前、目前只有 1% 的罕见病有治疗药品①；常累及人体多系统、多脏器，呈慢性、进行性、耗竭性发展，多为终身患病或造成残疾，影响患者生存质量，严重者可危及生命；一般需要长期甚至终生的治疗等特点。实践证明，大多数罕见病需要多学科、跨专业的临床专家以及医学遗传学专家协作才能精准诊治。

有关罕见病的研究是一条充满艰辛的工作，因为巨大经济资源的投入和极少数的病例资源造成了难以想象的困难。罕见病是目前人类面临的最大医学挑战之一，也是社会文明进步需要克服的障碍之一。

（二）罕见病和孤儿药的概念进入中国

“罕见病”一词出现在我国已经有几十年的历史。资料显示，中国医学界最早出现罕见病这一名词是 1965 年，李兆基等研究咽鼓管异常开放症时提出罕见病这个名称②，但是没有形成罕见病的概念。

1981 年李朝华再次提出如何理解少见病及罕见病的含义“从临床角

---

① 赵恒．山东地区罕见疾病流行病学现况调查分析［D］．济南：济南大学 山东省医学科学院，2014. 5

② 李兆基，王晋泉，邹宜昌，等．咽鼓管异常开发症并非罕见病［J］．解放军医学杂志，1965（1）

度看，是较为少见或罕见，或在特定的时间内或环境中虽然并不少见，而在整体中却仍然少见或罕见"①。这一提法具有重要意义，不仅提示我们要注意罕见的疾病，而且辩证地分析了所谓罕见或少见，是随着时间和环境而变化的。在某个地域或国家是罕见的疾病、但在另一个地域或国家可能是常见病；某个时期的罕见病，追述过去的历史或随着时间的推移有可能是常见病和多发病。

1985 年，王成林教授等在国内首先提出要关注罕见病研究，并开始罕少疾病的专题研究工作②。

我国出现孤儿药一词是在 1990 年，孙国凤等在翻译日本文献时将 orphan drug 直译为孤儿药③，这是中文文献中首次出现"孤儿药"词汇，以后孤儿药一词得到广泛使用。

以罕见病一词为主题在中国知网、万方数据库、中国学术期刊网等官方数据库检索我国 1965 年至 2017 年罕见病词汇出现的频率变化，发现随着时间的推移，我国对罕见病的关注从二十世纪末呈现缓慢上升趋势，到二十一世纪初出现大幅度提升，尤其是 2010 年以后迅速形成峰顶（图 1 – 1）。据此分析，我国对罕见病的认识、对罕见病的研究进展以及社会相关需求的增加，与中国改革开放、医疗卫生事业进步、中国的经济腾飞、社会建设的加强密切相关。

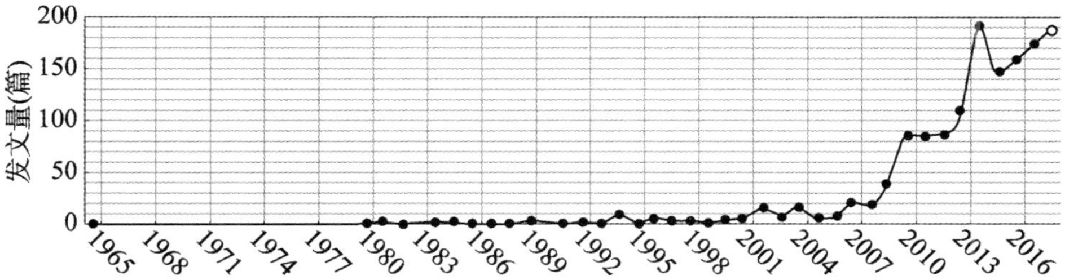

图 1 – 1　1965 – 2017 网络检索罕见病为主题变化情况

—•— 发表年度趋势

---

① 李朝华. 要重视对少见病的 X 线诊断的研究［J］. 医学与哲学，1981（4）：86

② Wang CL. Pay attention to rare disease research［J］. Rare Uncommon Dis，2009，16（2）：9 – 10（王成林. 请关注罕见病研究［J］. 罕少疾病杂志，2009，16（2）：9 – 10）

③ 孙国凤. 大阪大学克隆分泌胃酸的质子泵以探索抗溃疡剂的作用［J］. 生物技术通报，1990（8）：11

以“孤儿药”一词为主题在中国知网、万方数据库、中国学术期刊网等官方数据库检索我国2002年至2017年孤儿药词汇与之相关词汇的关联性，具有几个特点。一是产生出与之相关的地区范围是美国、欧盟、中国；二是与之相关专业词汇是：新生物药、新分子实体、延伸性新药、新药研发；三是与之相关的政策词汇是：新药批准、研发成本、上市新药、药物政策。由此分析，2002年中国已经逐步进入罕见病药品领域；罕见病药物与生物技术、分子技术和药物延伸性研究等高科技密切相关；政策倡导则关系到罕见病药品的药物研究和药物上市（图1－2）。

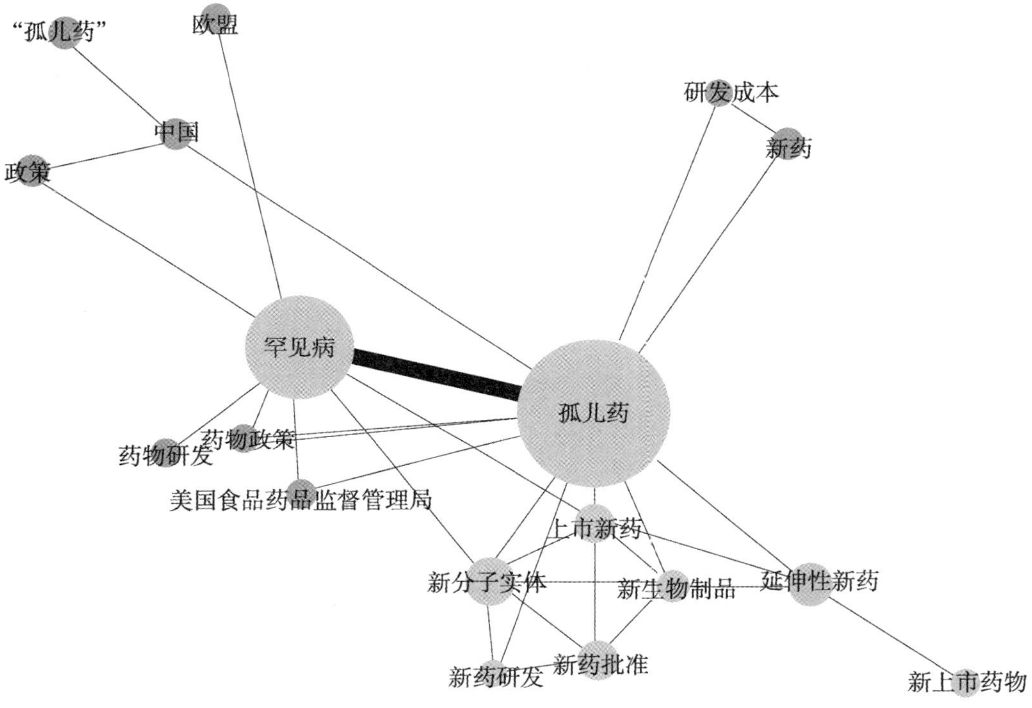

图1－2　2002－2017网络检索我国孤儿药为主题的情况

（三）我国开始应对罕见病

随着罕见病和孤儿药概念进入中国，1999 年 4 月 22 日我国出台了第一个有关罕见病的政策，即当时国家药品监督管理部门公布的《新药审批办法》。其中提到“国内首家申报临床研究的新药、国内首家申报的对疑难危重疾病（如艾滋病、肿瘤、罕见病等）有治疗作用的新药，以及制备工艺确有独特之处的中药，应加快审评进度，及时审理”。这可能是对外发表的官方文件中最早出现的罕见病称谓。

医学研究和学术团体以及民间团体随之成立并为推进罕见病在中国的应对做出贡献。

1. 第一本有关罕见病的学术期刊《罕少疾病杂志》1994 年在深圳正式创刊。

2. 第一个罕见病、少见病研究专业学术组织，1998 年中华医学会深圳分会罕见病委员会成立。中国工程院院士胡亚美教授、王正国教授给以高度评价，指出这是一个崭新的研究领域，呼吁医学界，尤其是临床工作者给以关注，结合实际，积极开展此类研究，促进医学的发展和诊治技术的进步①。时隔十二年，学术组织迅速增多，2010 年 10 月“山东省罕见病防治协会”成立；2011 年以后上海市、北京市、广东省、山东省、浙江省陆续成立了中华医学会罕见病专科分会和相关学术组织。

3. 第一个全国关于罕见病的学术研究会议召开。2010 年 5 月，中华医学会医学遗传学分会在上海召开了中国罕见病定义专家研讨会。

4. 我国罕见病患者组织也逐步发展并参与了罕见病事业。

中国第一个罕见病患者组织是血友病之家，于 2000 年 12 月 28 日正式在北京工商管理总局注册登记。随着国内罕见病诊断水平的提高，以及手机和互联网等通讯技术的快速普及，患者组织在 2010 年之后迅速增

---

① 冯正中，李莉. “疑罕误”三大类病症研究的思考与启示［J］. 医学与哲学，1999，20（11）：31 - 33

多。截止到 2016 年底，在民政部门登记注册的罕见病患者组织 74 家，共覆盖了 57 种不同种类的罕见病[①]。2012 年第五届国际罕见病日，我国患者组织第一次参加国际罕见病日中国区宣传月活动。

5. 中国的慈善机构随之做出了努力。

我国第一个罕见病公益基金是 2009 年 12 月 23 日启动的中华慈善总会罕见病救助公益基金。主旨是建立罕见病救助核心工作团队及志愿者团队，提高社会对罕见病的认识和了解，呼吁社会各界对罕见病患者的关爱与支持，促进罕见病患者获得可持续的医疗保障。

据不完全统计，截止到 2015 年，我国罕见病公益基金共有 20 余个。

（四） 罕见病定义和罕见病目录

1. 全球没有统一的罕见病定义

对罕见病的认知和罕见病的定义，相当多样与纷杂。根据一项国际医药经济学和产出研究会（ISPOR）2013 年的调研显示，在全球 32 个国家，1109 个机构中，共找到 296 种描述罕见病的词句[②]。从中发现国际最常用的界定原则是设定一个发病率或患病人口的界限值，把这一界限值以下的疾病定义为“罕见”。目前只有部分国家和地区根据本国或地区的情况制定了罕见病定义（表 1 - 1）。

---

① 肖磊. 患者组织在罕见病和孤儿药研发中的作用［J］. 国际药学研究杂志，2017，44（2）：209 - 214

② Richter T，et al. Rare disease terminology and definitions - a systematic global review：report of the ISPOR. Rare Disease Special Intrest Group. 2015Value Health 18，906 - 914

表 1－1　部分国家、组织或地区的罕见病定义

国家/地区	罕见病定义
美国	患病人数低于 200000 的疾病．发病率低于 7.5/10000 人的疾病
欧盟	发病率低于 5/10000 人的疾病
日本	患病人数低于 50000 人的疾病．发病率低于 4/10000 人的疾病
韩国	患病人数低于 200000 人的疾病．发病率低于 4/10000 人的疾病
澳大利亚	患病人数低于 2000 人的疾病．发病率低于 1/10000 人的疾病
台湾地区	患病人数低于 2300 人的疾病．发病率低于 1/10000 人的疾病

数据来源：根据美国孤儿药法案（1983）、欧盟孤儿药品管理法规（2000）、日本孤儿药管理案例（1993）、韩国药品事物法（2003）、澳大利亚罕见药品法（1998）、台湾地区罕见疾病防治及药物法（2000）整理。

因为罕见病定义不是用以确诊疾病的，而是主要用于政策划分患病人群、规划政策制定的方向。但罕见病是以某种疾病的发病率或患病人数为衡量标准，不同地区和国家因为种族差异、经济水平等因素存在着差别，所以很难制定全球统一的罕见病界定标准。

调查尚未发现世界卫生组织（WHO）曾提出全球罕见病的统一定义，仅有资料显示 2013 年 WHO 在《欧盟与世界优先药物报告－2013 版》（“Priority Medicines for Europe and the World Update Report 2013”）曾提到欧盟地区将发病率低于 1/2000 的疾病称为罕见病。由此看来，各国的罕见病定义要根据本国国情而确定。

2. 关于中国罕见病的定义

中国罕见病的定义问题一直争议不断。

因为罕见病是以患病率或患病人数为界定方法，而我国没有建立罕见病的注册登记系统，缺乏罕见病流行病学调查，不能得知罕见病某个病种的患病人数和患病率，所以无法得出中国罕见病界定标准。

2010 年 5 月，中华医学会医学遗传学分会在上海召开的“中国罕见病定义专家研讨会”曾提出患病率＜1/500000，或新生儿发病率＜1/10000 的疾病可以作为中国的罕见病的定义。这一定义进一步推断每种罕见病的患者人数约为2800人，估算出中国罕见病的患病总人数为1680万[①]。但是这个定义始终没有得到广泛使用。

2013年山东省罕见疾病防治协会在国际罕见病权威期刊《Orphanet J Rare Diseases》上发表文章提出根据药物研发成本来定义罕见病的思路，估算在中国某种疾病如果患病人数低于50万，制药企业将缺乏研发新药的动力，因此可以用50万作为划分中国罕见病的参考值[②]。但是大部分孤儿药的研发在我国尚未进行，所以该方法在流行病学统计中仍不能使用。

如何看待罕见病定义，目前存在着"不纠结定义"的看法。在2015年9月18日召开的"第四届中国罕见病高峰论坛"上，北京大学国际药物研究所史录文教授提出，对于罕见病的定义不要纠结于"发病率多少"的概念，我们要深刻地认识到：罕见病本身就是正常人携带的基因发生了突变，一旦罕见病的问题解决了，对健康人有更大的好处；作为正常人，我们应该发自内心的尊重和怜悯罕见病患者，感谢他们为我们承担了基因突变的风险；作为正常人，我们也需要重视基础科学的研究，时刻提防自己（后代）的基因发生"突变"。

3. 罕见病的疾病谱

目前虽然难以确定中国罕见病定义，国内专家学者开始研究从疾病谱的角度，寻找我国罕见病流行病学统计方法。

罕见病的种类繁多，欧美国家和地区的罕见病约有6000~7000种。研究发现其疾病谱与中国存在差异，主要包括在：①欧美罕见病疾病谱中罕见外伤、传染病、中毒、肿瘤等占较大比重（约2000~4000种），而以上四类疾病具有特殊的防治模式，即使发病稀少我国一般也不被认为是传统意义上的罕见病。②在欧美的罕见病目录中还有一些属于我国常见的但在其他国家罕见的疾病，例如结核病。③欧美目录一般将某一

---

① 马端，李定国，张学等. 中国罕见病防治的机遇与挑战［J］. 中国循证儿科杂志，2011，6：81－82

② Cui Y，Han J. A proposed definition of rare diseases for China：from the perspective of return on investment in new orphan drugs［J］. Orphanet J Rare Dis. 2015；10：28

种罕见疾病的所有亚型分别计数，如美国 NIH 罕见病中将成骨不全Ⅰ－Ⅷ 型分别计数 8 种疾病条目，而中国倾向于将所有亚型归为一个病种[①]。

2013 年北京医学会罕见病分会研究北京市三级甲等医院五年住院病历，以欧洲罕见病网站涵盖的罕见病为模板进行筛检统计，取得 40 万份数据，采用描述性方法进行统计分析，发现罕见疾病种类 1423 种[②]。按照系统分类排名前六位的依次是先天畸形、神经系统疾病、感染、内分泌和营养代谢障碍性疾病、循环系统疾病、骨骼肌肉和结缔组织病（图 1－3）。

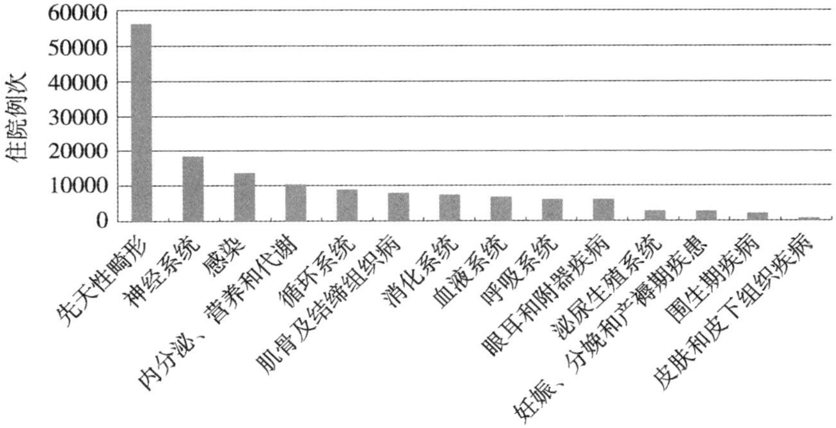

图 1－3　北京三级甲等医院住院患者罕见病调研

山东省罕见疾病防治协会联合全国 7 个省份的科研机构对全国近 100 家三级甲等医院开展住院病例的罕见病流行病学调查。结果发现，7 省份 93 家三级甲等医院 10 年收治罕见病例 405589 例，占住院病人总数的 2.27%；93 家三级甲等医院收治的罕见病患者中确诊的共有 952 种罕见病，先天性疾病占一半以上[①]。进一步回顾分析发现确诊的 952 种罕见

---

① 韩金祥．中国罕见疾病防治研究与示范——国家科技支撑计划课题．Orphanet J Dis，2014，27（9）：14

② 王朝霞．基于北京市三级甲等医院住院患者数据的罕见病调查研究［C］．第四届北京市罕见病学术暨 2016 京津冀罕见病学术大会，2016，3

病，在系统分布方面以先天性畸形、变形和染色体异常，内分泌、营养、代谢疾病，神经系统疾病为主（图1－4）。这一调查所得出的疾病谱与北京地区调研结果比较符合。

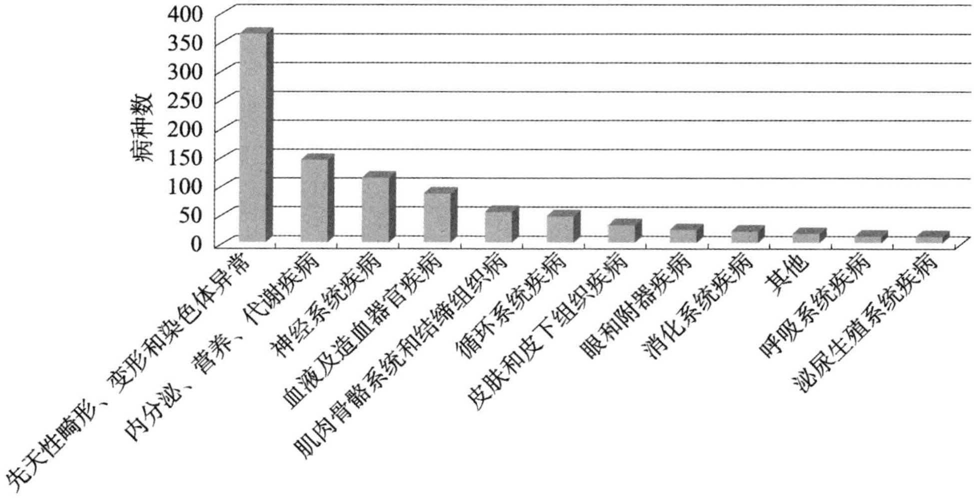

图1－4　全国近100家三级甲等医院住院患者罕见病调研

以上调查均显示，我国的临床实际数据统计与欧盟和美国的罕见疾病谱有较大差距。更精确的数据还有赖于罕见病规范化注册登记的普及。

4. 罕见病目录

近年来，越来越多的学者倾向于采用罕见病目录的方式，即根据中国国情和临床实践，参考世界国家确认的罕见病病种，制定我国罕见病目录。这样可以规避罕见病发病率尚无统计、患者总数缺乏的问题。

实践证明，以疾病目录方式界定罕见病病种已经得到比较普遍的认同。2016年2月上海市卫生计划生育委员会制定并颁布了《上海市主要罕见病名录（2016年版）》将56种疾病纳入目录。其制定原则是根据中华医学会医学遗传学分会提出的中国罕见病定义，即患病率低于1/500000或新生儿发病率低于1/10000的疾病；具有明确诊断的技术方法、具有一定疗效的干预措施的疾病；并经过专家论证的程序进一步确定。

疾病目录方法得到了相关部门的认同。2017 年 5 月国家食品药品监督管理总局发布的《关于鼓励药品医疗器械创新加快新药医疗器械上市审评审批的相关政策（征求意见稿）》中也提出“由卫生计生部门公布罕见病目录，建立罕见病患者注册登记制度。罕见病治疗药物和医疗器械申请人可提出减免临床试验申请，加快罕见病用药医疗器械审评审批。”由此看来，罕见病目录的出台，可以打破无法确定中国罕见病定义这个瓶颈。

经过几年来的充分调研并征求多方意见，2018 年 5 月由国家卫健委、科技部、工业和信息化部、国家药品监督管理局、国家中医药管理局五部委联合发布《第一批罕见病目录》，共涉及 121 种疾病（附录一）。我国首批罕见病目录的制定，综合考虑了目前掌握的罕见病流行病学情况、可诊断性和可治疗性、患者诉求、社会反响等多方面因素。为了促进罕见病目录的制定工作规范化、制度化，建立长效工作机制。国家卫健委又发布了《罕见病目录制订工作程序》（附录二），根据疾病发病情况和诊疗技术等变化将目录进行动态调整，为开展罕见病的预防、筛查、诊疗和康复，以及制定相关科技研发、社会保障、医疗救助政策等工作提供参考和依据，对我国逐步开展的罕见病注册登记和大数据的积累，提供了工作路径和方法。

二 中国罕见病诊疗与保障工作进展

（一）罕见病相关政策措施陆续出台

随着医疗改革的推进和社会保障水平的提高，党和政府对罕见病诊疗和保障工作给予了高度关注。2012 年鼓励罕见病用药研发列入了《国家药品安全“十二五”规划》；2017 年中共中央国务院印发《“健康中国 2030”规划纲要》明确提出要完善罕见病药品供应保障体系的任务；2017 年 10 月中共中央办公厅、国务院办公厅《关于深化审评审批制度改革鼓励药品医疗器械创新的意见》中提出：为提升罕见病患者用药品医疗器械可及性，支持罕见病治疗药品医疗器械研发，对境外已批准上市的有关药品医疗器械，可附带条件批准上市；2018 年 1 月 23 日中共中央深化改革领导小组颁布的《改革完善仿制药供应保障及使用政策》中指出“要从群众需求出发，把临床必需、疗效确切、供应短缺、防治重大传染病和罕见病、处置突发公共卫生事件、儿童用药等作为重点”，由此将解决罕见病的问题提到了国家层面。

2012 年 7 月，由国家卫生计生委妇幼健康服务司、全国妇幼卫生监测办公室发起了苯丙酮尿症患儿特殊奶粉补助项目。五年来，项目覆盖河北、山东、河南、云南和新疆等五省区全部新出生的苯丙酮尿症（PKU）患儿，免费获得特需奶粉。共计救助 1286 例 PKU 患儿，是迄今为止国内救助最多、规模最大的 PKU 患儿补助项目。2016 年该项目启动了第二期补助工程。

2016 年 1 月 4 日，国家卫生和计划生育委员会官网发布消息：为加强罕见病管理，促进罕见病规范化诊疗，保障罕见病用药基本需求，维护罕见病患者的健康权益，国家卫生计生委组建国家卫生计生委罕见病诊疗与保障专家委员会。这是我国第一个由中央政府部门组建的与罕见病有关的顾问机构，该机构的名称意味着罕见病不仅是医疗技术问题、也是社会保障制度问题。

国家药品监督管理部门近年来不断调整罕见病用药政策的修改和制定。1999 年出台的《新药审批办法》中规定首次提出对包括罕见病在内的疑难危重疾病的新药，应加快审评进度，及时审理。自此至 2017 年 12 月发布的《关于鼓励药品创新实行优先审评审批的意见》中将防治罕见病且有明显临床优势的药品作为优先审评审批的范围，近 20 年来国家药品监督管理部门连续不断调整相关政策，对罕见病药品给予政策倾斜，在陆续公示优先审批的药物目录中，含罕见病药物数十种。

2015 年 10 月经国务院批准，国家卫生计生委等 16 个部委（局）建立了药品价格谈判部际联席会议制度，组织专家全面梳理国内专利药品、制定谈判流程和策略，同步建立谈判和监督工作机制。经过谈判，部分高额药品降价而进入医保范围。2017 年人力资源和社会保障部印发的 36 种谈判药品纳入了《国家基本医疗保险、工伤保险和生育保险药品目录(2017 年版)》范围，并同步确定了这些药品的医保支付标准。其中治疗罕见病血友病的重组人凝血因子Ⅶa、治疗多发性硬化症的重组人干扰素β－1b 和治疗肺动脉高压的倍泰龙等药物进入医保目录[①]。药品谈判机制，坚持公平公正公开，充分发挥基本医疗保险集团购买功能，在显著提高医保用药保障水平的同时大幅降低了社会负担，有效控制了基金支出，基本实现了医保、企业、参保人“三赢”的目标，利于引导合理医疗行为、促进医药产业发展创新，也为解决罕见病高额药品负担问题提供了切实可行的办法。

值得关注的是 2017 年 6 月中国正式成为国际人用药品注册技术协调会（ICH）的成员。这将有利于中国医药行业与国际标准接轨。有助于

① 新华网人社部. 36 种药品纳入医保目录乙类范围. http：//www.xinhuanet.com/health/2017－07/20/c_ 1121348044.htm

中国参与欧美等发达国家进入早期临床研究的罕见病药物的开发，推进中国与发达国家同步；有助于加快我国孤儿药的上市速度，改善罕见病患者的药物可及性；同时也将激励和促进我国国内制药产业创新能力和国际竞争力。促进制药企业对罕见病药物的研发。

（二） 地方政府开展不同的罕见病救治经验模式

据不完全统计，全国二十多个省市或地区，根据当地罕见病发病情况、社会反映和财政收入等因素，地方政府对罕见病医疗和社会保障制度进行了探索。

第一类：政府主导，部分病种多方共付

政府主导、部分病种多方共付的机制，体现了政府多部门联动、社会多方资源共享的特点，能够解决高额度的医疗支出、最大限度地减轻罕见病患者的负担。比较典型的是“青岛模式”和“浙江模式”。

（1）青岛模式：2005－2017 年，青岛市先后将多发性硬化、重症肌无力、运动神经元病、血友病、干燥综合征、肝豆状核变性、BH4 缺乏症、戈谢氏病等近二十种罕见病纳入门诊大病病种范围，患者因病发生的门诊治疗费用可以纳入报销，同时在报销待遇上给予优惠。罕见病医疗救助受益群体覆盖到全体城乡参保人。

工作机制是“六机制、多渠道、一确保”。

“六机制”指政策保障机制、加强资金保障机制、强化部门协同机制、健全多方共付机制、建立监督管理机制、建立医药分开机制。

“多渠道”指资金来源，以政府为主导、多渠道筹资，形成以基本医疗保险、大病医疗保险、医保救助、民政救助、慈善救助以及公益援助为支撑的多方支付体系，在人社、卫生、民政等部门设置救济渠道。体现了多方救助的原则。

“一确保”是确保救助实施到位、确保药物可及性以及每一位罕见病患者都能得到药品。建立了强化责任医师、确认特供药店、落实企业支持、加强慈善参与等保障监督机制。

经过几年的探索，初步形成了符合我国国情、切实可行的罕见病的“多方共付”风险共担的保障机制。青岛市的经验陆续被上海市、浙江省、宁夏回族自治区等省（市、区）所借鉴。

（2）浙江模式：2016 年 1 月 1 日起，通过“基本医保、大病医保、医疗救助、民政专项救助”四重保障方式，将渐冻症、戈谢病、苯丙酮尿症三种罕见病纳入保障范畴。

工作机制是五明确、一建立。

明确罕见病保障范围即疾病病种、明确罕见病保障对象即患者人群、明确罕见病保障方式即资金来源、明确罕见病保障实现路径即工作流程、明确各部门职责即多部门联动。

建立罕见病特殊药品的管理模式，其中包括采取与大病保险特殊药品类似的谈判准入模式；孤儿药不做竞争性谈判；由省级医保经办机构负责代表全省与药品生产（供应）商协商签订药品管理服务协议；罕见病特殊药品不纳入医院药占比和医保均次费用考核。

科学规范的机制保证了工作的顺利开展，罕见病药品的管理模式确保了罕见病保障政策的实施。

第二类：政府主导，部分病种部分支付

部分地方政府采用的是部分病种支付部分费用的方式。例如上海 2011 年选定 12 种罕见病（苯丙酮尿症、戈谢病、法布雷病、黏多糖病等）给予报销 10 万/年/人，2012 年报销额度提至 20 万/年/人，2013 年将部分罕见病列入特大疾病救助范畴。宁夏回族自治区、甘肃省、河南省等地也陆续将部分罕见病纳入医保大病医疗保险范畴。

第三类：政府主导，部分病种社保大病救助

将部分罕见病纳入特大疾病社保救助范畴，避免因病致贫返贫。例如广东省 2016 年 1 月 13 日民政厅、财政厅、人力资源社会保障厅、卫计委、保监局共同发文《关于进一步完善医疗救助制度全面开展重特大疾病医疗救助工作的实施意见》提出“加大对重病、重残儿童……戈谢病等重特大疾病患者的救助力度。”重点救助对象救助比例是最低生活保障对象按照不低于 70% 的比例给予救助，特困供养人员按照 100% 的比例给予救助。青海省、江苏省、海南省、甘肃省、福建省等陆续将部分罕见病列入社保的特大疾病救助范畴。

（三）罕见病医疗和科研水平有所提高

1. 地方开展流行病学调研

2010 年 10 月，山东省政府批准成立了“山东省罕少见病重点实验室”。“十二五”期间，山东省医学科学院作为牵头单位，立项并完成了首个国家级罕见病综合性防治研究项目，开展了国内大规模的罕见病摸底调查[①]。

从 2013 年起北京医学会罕见病分会进行罕见病系列调研。以欧洲罕见病网站涵盖的罕见病为模板，对北京市三级甲等医院五年的住院病例进行筛查，取得 40 万个病例数据，经过统计学分析，结果显示罕见疾病种类 1423 种，以及主要罕见病病种的排列顺序[②]。在以后的五年中，北京医学会罕见病分会就制定罕见病清单目录、建立罕见病数据库作为课题进行了系列研究，为我国罕见病目录提供科学严谨的数据支撑。

近年来，国内对罕见病的研究越来越重视，中国的专家们不再仅仅依赖于国外的流行病学和临床数据，而是致力于了解中国的罕见病流行病学数据、自然病程特点和诊疗现状。“十三五”规划将罕见病列为重点研究项目。其中包括“十三五”国家重点研发计划中精准医学研究重点专项的“罕见病临床队列研究”。

2. 探索建立多学科诊疗模式

罕见病病情复杂，病变往往涉及人体多个系统，需要临床多学科合

---

① 山东省医学科学院．山东省医学会罕见病分会成立大会暨 2016 年山东省罕见疾病防治协会学术年会，2016. 11. 14. http：//www. sdams. cn/ykynews/News_ View. asp？ NewsID = 2796

② 王朝霞．基于北京市三级甲等医院住院患者数据的罕见病调查研究［C］．第四届北京市罕见病学术暨 2016 京津冀罕见病学术大会，2016，3

作，共同诊治。

2006 年北京协和医院利用多学科资源，建立服务于罕见病患者的精准化诊治协作平台，从而简化了诊治流程，提高了罕见病疑难疾的确诊率和治疗水平。2017 年北京大学第一医院建立了儿童罕见病多学科会诊中心，儿科、呼吸科、神经内科等多学科专家共同诊治罕见病患者。2017 年上海复旦大学附属儿科医院制定了特殊的三级诊疗模式，从普通门诊、多学科会诊（MDT），到 29 名临床专家参与的 UDP（undiagnosed diseases program）讨论，从多层次多角度给予病人规范的诊断及治疗；同时根据患者的实际病情，给予门诊康复指导、住院全面评估等多个方式的诊疗措施，并且为这些患者建立数据库，建立了长效随访机制。为了进一步整合医疗优势资源，2018 年 2 月，上海市政府部门经过评估遴选，确定了上海市第一批罕见病专科门诊。

3. 研究制定临床诊疗规范

因为 95% 的罕见病缺乏诊断和治疗的指南或专家共识①，尤其是累及多器官系统的罕见病更是缺乏临床诊疗规范。

2012 年卫生部关于“十二五”期间推进临床路径管理工作的指导意见（卫医政发〔2012〕65 号），要求依据《临床诊疗指南》《临床技术操作规范》《国家基本药物目录》和《国家处方集》等规范性文件，加大临床路径管理工作推进力度。以改善医疗服务，规范医疗行为，增强诊疗行为的计划性。在以后出台的数份临床路径病种目录中，陆续增加了四氢生物蝶呤缺乏症、肺动脉高压等罕见病。

地方医学机构也在持续推动着罕见病临床诊疗规范工作的开展。

2015 年上海交通大学附属新华医院主持完成了庞贝病、戈谢病等罕见病在流行病学及临床诊治规范研究。

2016 年北京医学会罕见病分会接受了北京市科委的《七种可治性罕见病诊治规范的评价研究课题》，在课题项目团队的主导下根据病种分成

---

① 熊晖．中国罕见病用药现状研究报告［C］．第六届北京市罕见病学术暨 2018 京津冀罕见病学术大会，2018，3

儿科、神经内科、呼吸内科等亚课题组。陆续进行着淋巴管肌瘤病、肺泡蛋白沉着症、甲基丙二酸血症、结节性硬化症、假肥大型进行性肌营养不良、线粒体脑肌病伴高乳酸血症和卒中样发作和希佩尔林道病的诊疗规范的研究。

2017 年北京医学会罕见病分会组织了包括全国十余省市地区的罕见病专家，召开罕见病专家共识研讨会，对罕见病 Alport 综合征、线粒体 MELAS 等五个病种的临床诊治进行研讨，逐步形成专家共识，用于指导临床实践。经过反复研究论证，2018 年，其中的病种之一，Alport 综合征诊治专家推荐意见最终形成并为中华肾病杂志录用。

2017 年上海儿童医学中心组织编写了《可治性罕见病》，初步纳入 117 种罕见病。旨在为临床医务人员提供部分罕见病的规范性诊疗指导意见。

4. 地方开始建立注册登记机制

2016 年山东省医学科学院牵头建立了罕见疾病临床资源库，登记了 1 万多例罕见病例的临床信息。2017 年 2 月山东省卫计委发布了《关于开展山东省罕见病例登记工作的通知》，自 2017 年 3 月 1 日起在全省三级甲等综合医院、三级甲等儿童医院、三级甲等妇幼保健院开展罕见病注册登记。首批登记的罕见病病种 68 种。旨在了解山东省罕见病的发病情况和动态变化，为卫生决策提供数据。

2016 年科技部批准了由北京协和医院等全国 19 家医疗科研机构申请的“罕见病临床队列研究”项目的立项。该项目将建立国家罕见病注册登记平台，首批启动 50 种罕见病的注册登记研究①。这一平台将通过利用我国罕见病例资源，按照国际标准建立队列研究，以全面准确地了解罕见病的临床表现和自然演变过程，为疾病干预研究奠定基础。该平台也将为开展孤儿药的临床试验和新药研发提供支撑。预期这一国家级平台的建立将对我国罕见病的临床研究和国际合作起到示范和推动作用。

2017 年北京医学会罕见病分会牵头，开展国家罕见病数据库标准化

---

① 中国国家罕见病注册登记系统［J］. 科技导报，2017，16

建设课题研究。在覆盖全国十几个省市、二十余家三级甲等医院住院病历的数据库中，规范我国罕见病诊断名称并与世界接轨，为建立中国罕见病注册登记系统完成基础性工作。

值得关注的是，近年来为了加强对罕见病的研究和调查，部分医院的科室或医生根据各自的专业，自发地建立了罕见病注册登记平台，积累了罕见病的宝贵数据，有待科学整合和统一管理。

5. 开展基础医学研究

随着生物医学的发展，我国罕见病的国际研究项目不断增加，在部分罕见病的临床及应用基础研究方面已经达到国际先进水平。如上海儿童医学中心建立了 2000 多种罕见遗传病的基因诊断方法，初步建立中国人群罕见遗传病基因突变数据库。2018 年，中国医师协会医学遗传医师分会、上海市罕见病诊治中心和湘雅医院共同发起了研究项目，系统评估全基因组测序在不明原因智力落后/发育迟缓、多发畸形等罕见未确诊儿童患者中的应用指征及诊断效果的临床研究。

近年来国家逐渐加大了对罕见病研究的科技投入，支持利用我国的罕见病病例资源开展基础、临床和药物等研究。“十二五”期间国家启动了首个综合性罕见病防治研究项目“中国罕见疾病防治研究与示范”（国家科技支撑计划）。“十三五”期间又同时启动三个大规模罕见病研究精准医学专项：即罕见病临床队列研究、中国人群重要罕见病的精准诊疗技术与临床规范研究、眼耳鼻喉口腔罕见病精准诊疗技术研究。此外，国家自然科学基金委自 2015 年开始提出以“常见病、多发病的基础研究将是资助的重点，同时重视支持具有研究基础的罕见病的研究”的指导思想，加大了对罕见病科学研究的支持。

值得一提的是，罕见病的研究方向和目的，并非仅仅局限于本病种，因为罕见病与常见病多发病具有密切的相关性，在探索本病种的发病机制和诊治方法的同时，也能为其他疾病的研究提供重要线索，同时促进药品适应证的拓展和新药研发。

（四）“两会”提（议）案推动政策倡导

从2006年全国政协委员孙兆奇第一次在全国“两会”上提出“建议把罕见病纳入社会保障，制定罕见病防治法”以后，每年“两会”都有政协委员和人大代表提出罕见病相关提案和建议案。其中全国政协委员、北京医学会罕见病主任委员丁洁教授；全国人大代表、上海市医学会罕见病分会主任委员李定国教授；全国政协委员、国务院参事邓小虹教授等提出多份有关罕见病的提（议）案。截止到2018年，提交“两会”的提（议）案30余份。主要集中在建立和加快罕见病和孤儿药的立法、提高罕见病用药可及性、制定支持孤儿药研制政策、将罕见病用药纳入国家医保目录、建立罕见病医疗保障制度和罕见病患者救助条例等。

在北京市、上海市、山东省、河北省等地方“两会”上，人大代表和政协委员也纷纷发声，为我国罕见病事业建言献策。

十几年来，全国和地方“两会”都对医疗改革和民生问题给予了关注。这些提案和建议案使罕见病的诸多问题受到各级政府的重视、增强了社会对罕见病问题的关注。近几年来中央政府部门和部分地方政府陆续出台的有关罕见病的政策和措施，与人大代表和政协委员的努力分不开。

（五）国内社会力量积极参与

1. 医学学术团体相继成立

罕见病作为一个综合性病种群，存在病种繁杂、发病散发、病情复杂等特点，可能涉及人体所有的器官，涵盖多个医学学科。这就需要不同学科、不同专业的人员进行交流合作。近年来，山东省成立了罕见病防治协会；上海市、北京市、广东省、山东省、浙江省成立了中华医学会罕见病专科分会；中国研究型医院学会成立了罕见病分会。协会和学会的成立将各地罕见病领域宝贵的人力资源进行了整合。

这些组织展示出了极大的热情和勃勃生机。仅以学术交流为例，单独或联合召开学术交流大会已经几十余次。更难能可贵的是，各个学会每年都进行罕见病医疗保障政策和医学学术研究交流；开展罕见病流行病学、卫生经济学等方面的调研，为推动罕见病防治和相关政策的制定，打下了一定的基础。上海医学会罕见病分会，推动了上海罕见病基金会的成立并为罕见病患者筹募资金，协助政府部门制定了上海市罕见病目录，参与编纂《可治性罕见病》等。北京医学会罕见病分会承担了国家卫计部门、国家药品监督管理部门、北京市卫计部门、北京市科委委托的数个罕见病研究项目，创建了罕见病分会网站并持续健康运转五年，制作了《罕见病不罕见》科普宣传片等（扫条码可观看）。山东省罕见病防治协会和医学会罕见病分会，协同山东省医学科学院，建立了罕见疾病临床资源库；协助落实山东省卫计委《关于开展山东省罕见病例登记工作的通知》，在全省三级甲等综合医院、三级甲等儿童医院、三级甲等妇幼保健院开展罕见病注册登记等。

实践证明，我国罕见病领域已经形成了一支有一定经验水平、有志于罕见病学术研究、有组织能力和影响力的专家队伍。

2. 罕见病患者组织不断孵化

继 2000 年 12 月 28 日中国第一个罕见病患者组织血友病之家成立以后，截止到 2016 年底，在民政部门登记注册的罕见病患者组织 74 家，共覆盖了 57 种不同种类的罕见病。值得关注的是，部分患者组织是在医务人员或专家团队的指导下，逐步发展成熟的。

对于绝大多数罕见病患者而言，疾病可能致残并将伴随终生，同时给家庭带来极大的负担。在现实中，许多罕见病患者在疾病诊治和康复的过程中存在很多困难，在求学、就业时遇到很多障碍。罕见病患者组织的成立可以使他们相互交流、相互鼓励；尤其是在医学专家的指导下可以增加医学知识、增强与疾病做斗争的信念。

实践证明，推动罕见病事业的发展，离不开罕见病患者，患者是疾病的承受者，同时在人类研究这些罕见、复杂疾病的过程中，起着不可替代的作用。罕见病患者组织的建立，能够为患者群体提供关怀救助、心理支持、科普教育等服务，同时在媒体倡导、政策建议以及加强社会建设等方面倾听罕见病患者群体的声音，使这个群体的利益诉求通过正常渠道有序的表达。具有代表性的有中国 Alport 综合征家长联谊会、上海四叶草罕见病家庭关爱中心（CORD）、天津友爱家园，北京瓷娃娃罕见病关爱中心等。

这些患者组织和临床专家、政府部门、社会宣传机构、制药企业等也在逐渐建立起合作关系，共同致力于推动罕见病政策法规的完善、诊疗技术水平的提高、药品研发的进步。在自强不息精神的鼓舞下、在社会各界的帮助下，乐观面对疾病、积极建言献策，这些患者组织正在健康有序的发展。

3. 慈善机构发挥作用

慈善事业是社会财富再分配的一种方式，有利于促进社会公平，慈善事业也被经济学家称作“社会的第三次分配”。随着我国公益慈善事业的迅速发展，尤其是在《慈善法》公布实施以来，在破解社会问题和构建现代社会治理中发挥重要作用，同时在救助罕见病患者困难群体、解决罕见病患者因病致贫返贫等社会问题方面也彰显其独特优势。

继 2009 年 12 月我国第一个罕见病公益基金即中华慈善总会罕见病救助公益基金启动后，与罕见病相关的各类基金相继设立。如上海市罕见病防治基金会、山东罕见疾病救助专项基金、北京病痛挑战公益基金会、中国福基会罕见病工作委员会、中国儿童罕见病救助基金等。据不完全统计，目前我国罕见病公益基金有 20 余个。

值得关注和推广的是，部分罕见病公益基金已经不仅仅是民间实施、单项救助，还参与了罕见病医疗社会保障制度改革，纳入了地方政府的多方共付的罕见病社会保障制度之中。如“青岛模式”的政府主导、多方共付机制，青岛市慈善机构成为多方共付的一方。这一举措对推进罕见病医疗保障政策的制定，具有重要意义。

4. 有社会责任感的企业协助推动

近些年来，越来越多的有社会责任感的企业开始关注并以不同方式参与我国罕见病事业，主要有如下几种方式。一是对罕见病患者提供无偿救助，例如中华慈善总会思而赞慈善赠药项目、中华慈善总会拜科奇 Co－pay 慈善援助项目；二是参与罕见病药物研发，联合科研机构进行前期研发投入，例如医药企业与中国医学科学院药物研究所签署“罕见病药物开发”的战略合作协议，与中国医学科学院药物研究所就“新型抗凝血剂”成立合作研发项目；三是参与国家药品谈判机制，以双方都能接受的条件，公开公平公正的制定药品价格，大大减轻了患者的医疗费用负担，尽可能的使我国罕见病患者得到实惠；四是尝试与商业保险合作，参与疾病管理，提升医疗服务可支付能力、提升医疗服务质量，例如企业与保险公司签署战略合作协议，共同致力于健康中国 2030。

三 国外罕见病防治和保障政策简介

面对情况复杂的、涉及医疗、社会与经济学的罕见病领域，无论发达国家还是发展中国家，都是巨大难题，从某种意义说，罕见病使得卫生系统与患者群体都感到不堪重负。当世界大部分国家正在解决或基本解决了营养不良、传染性疾病等常见疾病后，都会面临罕见病这一问题。罕见病因为病患极少等因素所带来的资源匮乏和技术困难，使之比常见病多发病更加阻力重重，需要世界各国相互沟通、相互借鉴。

（一）美国

美国规定罕见病是指患病人数不超过 20 万人的疾病。美国有近 7000 种罕见病，影响人数超过 2500 万。

1970 年间，美国罕见疾病组织（NORD）（私立组织）推动为孤儿药立法，1983 年通过《孤儿药法案》（Orphan Drug Act，ODA）。法案包括税收折价、提供实验资金与特许医疗市场。自 1983 年以来，获批上市的此类产品已超过 400 个。据统计 2015 年美国 FDA 对罕见病药物的审批通过 45 个新药，其中有 21 个罕见病药物，差不多占本年度获批新药的一半（47%）。在获批的 21 个罕见病药物中，有 12 个新分子实体药物，9 个生物制品类药物。可以说，这 21 个罕见病药物的获批再次见证了《罕见病药物法案》对全球制药巨头增强罕见病药物的研发兴趣和动力起到了积极作用[①]。罕见病用药管理制度的另一个收获是极大地促进了美国生物技术及应用工业的发展，以至于有人称美国生物技术工业是实施罕见病用药管理的产物。

罕见病症研究办公室（ORDR）于1993年成立，隶属于美国国立卫生研究院主任办公室，致力于推动并协调罕见病症研究，支持迎合患者需求的相关研究。籍由2002年罕见病症法案与公共法，该办公室于2002年11月6日取得法定认证。

虽然美国在罕见病领域处于领先地位，但也有很多问题。调查显示美国目前并未统一规定医院或医疗小组团队配有专业辅助服务，用以治疗罕见病患儿。在加利福尼亚州，医护服务部确立"特殊护理中心"，通过加利福尼亚州儿童服务部（CCS）与基因缺陷患者项目（GHPP）协作，为患者提供跨科室综合护理。因为检测单一罕见病"市场"甚小，所以检测费用高昂，美国尝试建立临床实验室网络，汇聚有意检测罕见病的众多实验室，旨在将研究实验室基因检测结果转化为临床方案[②]。

目前，美国卫生政策主要围绕疾病确诊，包括集中科研、优化实验室渠道、新生儿检查与科研力量合作。支持有实力的学术中心和儿童医院进行疾病科研，采用对于具备资金能力的机构，容许低利率偿还等鼓励措施。

（二）欧盟

欧盟将患病率低于总人口5/10000的疾病定义为罕见病。并且强调是严重的、危及生命的疾病，或慢性的退化性疾病，或目前没有可替代治疗的疾病。根据欧洲罕见病组织的报告，现阶段存在的罕见病种类在6000至7000之间，占人类疾病的10%。

欧盟在2003年至2006年之间开展了一项罕见病医疗服务调查。调查发现25%的罕见病患者从第一次出现症状到确诊之间需要5～30年的

---

① 中国生物科技. 盘点2015年美国FDA批准的21个罕见病药物2016，1 22. http：//www. biotech. org. cn/information/139576

② Supriya Bavisetty，Wayne W. Grody，Shahram Yazdani. 儿科罕见病：现有政策与改进方向.

等待；40%的罕见病患者首次就诊时得到了错误的诊断并根据该诊断接受了错误的治疗；25%的罕见病患者需要到另一个地区才能够获得诊断，另外2%的患者则需要到另一个国家才能够获得诊断；33%的罕见病患者认为他们获得的诊断难以让他们满意，12.5%的患者则觉得不能接受诊断结果；只有50%的罕见病患者接受了基因测序[①]。

欧盟自1999年起就将罕见病纳入公共健康计划，将罕见病的研究作为公共健康领域的行动之一。其中包括《将罕见病纳入1999－2003年公共健康计划的决定》《将罕见病纳入2003－2008年公共健康计划的决定》《将罕见病纳入2008－2013年公共健康计划的决定》。上述各阶段的行动都建立了专项基金，如1999－2003年度专门设立了罕见病基金支持项目用于建立完善的欧洲罕见病数据库、进行罕见病及孤儿药专业知识的宣传及教育等。欧盟地区对于获得孤儿药身份的药物有一些统一的优惠政策，同时鼓励各成员国针对孤儿药开发者给予政策性鼓励[②]。

欧盟非常重视促进国际合作，由罕见病专家和倡导者Ségolène Aymé在1997年创建了Orphanet数据库，成为自由访问的罕见病和治疗所需药物（即罕见病药物）的数据库。Orphanet于2000年启动了罕见病和罕见病药物信息门户，并协调世界卫生组织的罕见病专题咨询小组，为国家之间信息沟通和相互合作提供条件。

尽管如此，罕见病在欧美仍是巨大难题。首先是经济问题，虽然侧重于研究罕见病治疗和药物的合作行动正得到欧洲委员会越来越多的支持，但资金匮乏依旧是个问题。另外，罕见病的诊治和服务仍不能充分满足罕见病患者的需求。有调查发现，欧盟国家罕见病误诊或无法确诊成为影响生活质量的最大困阻。罕见病患者社会服务供求悬殊，其中包括基本医疗服务不足、罕见病就诊地点少、就诊等待时间过长等等。调查认为随着医护费用上涨，全球经济下跌，资源优先问题日益显要。医护人员与政策制定者应采取适当行动，最大程度地惠及患者并改善其生

① 梅林. 基于Europlan的中日罕见病科研现状的比较研究［D］. 济南：山东大学公共卫生学院. 2015，3

② Supriya Bavisetty，Wayne W. Grody，Shahram Yazdani. 儿科罕见病：现有政策与改进方向.

活质量[①]。

（三）英国

英国的罕见病定义是遵守欧盟的规定，即发病率低于5/10000的疾病为罕见病。在《英国罕见病国家战略》中这样阐述：罕见病是危及生命或慢性衰竭性的疾病，在一万人中影响五人或不到五人。

英国卫生部于2013年11月发布《英国罕见病国家战略》（The UK Strategy for Rare Diseases），从国家战略层面阐述了罕见病的预防、诊断、治疗、护理、科研等。这份国家战略提出，根据罕见病的特点要在全国范围内建立罕见病医疗网络系统，实现罕见病信息资源和医疗资源共享；建立罕见病四级分级诊治和转诊机制，即社区医生—社区卫生站—区域卫生中心—专科医院的转诊通道；建立跨学科、跨区域的罕见病专家会诊团队和多专家临床中心；提高罕见病基因检测水平，国家卫生总署（National Health Service，NHS）将开展10万名的罕见病病人的全基因组图谱测序项目；遵循法律伦理原则，促进患者参与罕见病科研。

面对错综复杂的罕见病，报告承认英国目前面临的困境。例如罕见病患者仍需要很长时间才能得到确诊，每10个罕见病患者中有约4人认为得到正确的诊断很困难，25%的罕见病患者从出现第一个症状到确诊需要5至30年的时间；目前的ICD病例登记系统，96%的常见病名称与编码契合，但是绝大多数罕见病名称和编码不符合标准，造成了罕见病注册登记和数据的采集不能真正实现，而改变ICD病例登记系统是一个巨大的挑战[①]；基层全科医生面对复杂的罕见病总结出五个特点：非典型的症状、非特意的症状、非常罕见的病症、几种疾病同时发生、可能会被遗漏的检查，而感到力不从心等问题。

---

① 搜狐健康. 英国罕见病国家战略. http：//www. sohu. com/a/59506021_ 119250 2016. 02. 18

（四）日本

日本的罕见病定义为患病人数低于50000人的疾病；发病率低于4/10000的疾病。

日本政府对罕见病的关注是从小儿慢性疾病的预防、治疗开始的。1968年，日本开始提供苯丙酮尿症等先天代谢异常疾病的医疗支付，之后血友病、儿童肿瘤等治疗被纳入支付对象①。日本的新生儿健康筛查制度由政府负责所有费用，在一定程度上减少了一些罕见病的发生。

1972年日本制定了难治性疾病的综合性国家框架，是国家主导并支持的针对目标疾病进行研究的项目．主要针对患者人数较少的、原因不明确的、治疗方法未确定的以及会带来长期生存障碍的疾病，罕见病的相关研究是在此框架中进行的。

一开始罕见病被归类为难治性疾病纳入该框架，到1995年罕见病才作为一个明确的定义纳入其中，根据日本厚生劳动省的规定，有130种疾病被认定为罕见病，其中共有106种疾病被Orphanet数据库收录为罕见病，占总数的82%①。该项目开展了针对罕见病的基础研究、临床研究、转化研究以及社会学研究等，而制定标准化的诊疗指南是日本的难治性疾病研究事业的其中一项主要任务，截止至2012年，共制定了98种难治性疾病的标准化诊断指南以及72种难治性疾病的标准化治疗指南。建立了难治性疾病中心网络，由121所难治性疾病综合医院和1456所难治性疾病协助医院组成，普通医疗机构设置难治性疾病专科医生②。

1993年颁布的《罕用药管理制度》规定了一系列促进罕用药发展的优惠措施。同时，根据1993年颁布的日本《药事法》修正案及其附属规章，为建立孤儿药规制体系做出较好的修正。2002年重新修正的《药事法》则引入了关于孤儿药研发及认定的具体条款。

---

① 张玲．我国罕见病伦理学和改革研究［D］．北京：北京协和医院基础医学院．2011，3

② 梅林．基于Europlan的中日罕见病科研现状的比较研究［D］．济南：山东大学公共卫生学院．2015，3

日本罕见病医疗保障主要是基于国民健康保险的全面覆盖，即政府承担罕见病医疗服务费用的70%。另外，建立了难治性疾病治疗研究项目和特殊补助机制，如果患者进入研究项目中，可以享受高额补助，即解决了患者的医疗费用负担过重又吸引罕见病患者加入登记系统，帮助收集难以获得的罕见病病例资料以支持罕见病相关科研。

有专家认为，日本罕用药界定范围过于狭窄，使得部分在其他国家获得罕用药资格的药品难以在日本得到罕用药资格认定；制药企业需连续十年向政府资助方支付年利润的1%作为早审查费用，在一定程度上也阻碍了罕用药的研发进程[①]。

综上所述，提高罕见病的诊疗技术水平和完善保障政策是全球性的问题，由于罕见病单病种患者数量极少，所带来的是医学研究的极度困难以及巨大医疗资源的投入，面对这些挑战，将是一场世界性的革命。

---

① 丁志琛，韦冠，丁锦希. 日本罕用药制度及其对中国的启示——基于对日本罕用药可及性的评价［J］. 中国药科大学学报，2014，45（1）：118-124

四　存在问题与政策建议

（一）存在问题

1. 需要制定全国罕见病医疗社会保障整体规划

我国针对罕见病患者的医疗社会保障制度尚不完善，没有全国性的可持续运作的罕见病保障制度，也没有全国关于罕见病医疗保障整体规划。

我国目前虽然已经初步形成覆盖城乡全体居民的基本医疗保障制度框架，但主要是针对常见病。我国虽然已初步形成以医保为主体，社会救助为补充的多层次医疗保障体系，但对罕见病等重特大疾病的保障水平较低、保障范围较窄。值得关注的是部分可治的罕见病治疗费用高昂，每年的费用少则几万元，多则几十万、上百万元，在《福布斯》公布的最昂贵药物排行榜中，罕见病治疗药物占据 9 席之多，每只药物每年的治疗费用均超过 20 万美元[1]。目前尚只有部分地方政府制定和实施了罕见病医疗社会保障制度，基本上是各自为战而且大多数是阶段性的尝试。曾出现资金短缺、罕见病患者跨省市流动等导致政策的不稳定性和不连续性。罕见病患者看不起病、因病致贫返贫的问题尚未解决。

---

① Forbes. com. The Worlds Most Expensive Drugs，http：//www. forbes. com/2Q 10/02/19/expensive – dru^s – cost – business – healthcare – rare – dis eases slide. html

2. 罕见病药物管理制度亟待建立

近年来虽然国家药品监督管理部门陆续颁布了有关罕见病用药的政策，但是针对罕见病和孤儿药的具体细则和工作机制并未出台，主要以一事一批的方式进行操作。罕见病药物存在着缺乏认证制度、药品匮乏、可及性低、保障制度不健全等问题。

孤儿药的认证，是实施罕见病用药相关政策的启动环节。但是目前我国对于什么是孤儿药，没有界定标准和认定流程，造成国家药品监督管理部门出台的很多优惠政策不能落地。

药品匮乏。对全国三级甲等医院住院病例的回顾分析发现确诊的952种罕见病中，国际上有152种罕见病有相应的孤儿药上市，有16%的病种属于有药可治。而中国仅有50种罕见病有相应的孤儿药上市、获得临床批件或正在进行临床试验，仅有5%的病种属于有药可及[①]。究其原因是国外药品的引进困难，国内已上市的“孤儿药”种类较少，仅148个[②]，远低于发达国家。我国药品研发能力有限，目前国内很少有制药企业关注孤儿药的研发，多数孤儿药依赖于进口，价格昂贵，普遍存在国外有药、国内无药的情况。有些药品在国内已批准上市，但企业由于利润低等原因不愿意生产，导致临床上仍然无药可用。

药品可及性低。药品可及性主要包括以下几方面的内容：可获得性，具备有效的治疗的药物；可接近性，该药是否针对适应证、临床医生能否开具处方；可利用性，患者可以方便得到该药；可负担性，患者能承担相关治疗费用、该药是否纳入医保；可依从性，患者同意并正确地执行治疗方案。由此看来，从是否有药、到患者能够服用到药物，存在着诸多环节。资料显示，目前FDA批准的孤儿药中仍有259种国内未上市，上市的148种药品中仅有76个被遴选进入《国家基本医疗保险和工伤保

---

① 韩金祥，崔亚洲．中国7省份罕见病流行病学调查及孤儿药需求分析——“十二五”国家科技支撑项目、罕见病医疗社会保障理论与实践研讨会，2015，12

② 林禹鸿，等．欧盟对罕见病政策实施及其对中国的启示［J］．浙江社会科学，2011，11：149－151

险药品目录》，其中甲类药品 16 个，报销比例较高，乙类药品 60 个，报销比例低。尤其值得提及的是，药品说明书的用药适应证问题，也是罕见病药品可及性较低的原因之一，资料显示，41 种药品说明书中缺乏相应的罕见病适应证[①]，造成虽然有药但临床上超范围用药而不能用于治疗罕见病。

3. 缺乏全国流行病学调查数据

我国始终没有建立统一的罕见病注册登记系统，所以没有全国的罕见病流行病学调查数据。注册登记是罕见病相关数据资料的主要来源，也是评估卫生服务需要和开展流行病学研究的基础性工作，罕见病数据登记对卫生规划、药品效果评估和服务质量控制方面也有重要作用。罕见病注册登记系统以及罕见病流行病学数据的收集是罕见病应对中的重点任务之一。因为罕见病包含数千个病种，每种病都有患病率低、发病率低、患病人数少、患病人群分散、病情复杂、确诊困难等特点，给罕见病的注册登记带来困难。所以需要建立统一平台。

另外，目前罕见病病案登记管理不规范、编码体系缺失、分类错误问题很严重。北京医学会罕见病分会在调研中发现中国和欧洲的疾病编码并不完全相同，即使在北京市，不同医院的 ICD－10 编码也可能存在差异。临床使用的疾病名称不规范、不统一，疾病中文名称参差不齐。这些都给罕见病注册登记和数据库的建立带来困难。而合理的、统一的罕见病疾病编码并与国际 ICD－11 疾病编码系统接轨，是建立登记系统的基础性工作，也是追踪及收集罕见病相关流行病学数据的可靠工具。

4. 医疗优势资源亟待统一利用和管理

在全国范围内，具有一定水平的罕见病临床诊疗和研究中心多集中在一线城市的少数三级甲等医院。某课题研究发现，所调查的 780 名罕见病患者确诊于省级医院，185 名患者确诊于地市级医院，只有 17 名患

---

① 信枭雄：我国罕见病患者卫生服务公平可及研究［D］．北京：北京大学药学院，2016. 4. 20

者是在县级医院或其他医疗机构确诊的[①]。由此不难看出，罕见病的诊疗具有一定难度，低级别的医院不具备相应的医疗卫生资源。另外，由于没有全国统一管理，高水平的大医院和研究中心缺乏沟通整合，数据库和标本库往往仅局限于某些医院，很难开展全国范围的临床试验和流行病学调查。

5. 诊疗水平有待提高

罕见病患病人数少、病情复杂，诊疗难度较大，很多患者都有被误诊的经历，北京大学医药管理国际研究中心主任史录文教授课题组研究，通过疾病确诊医院的类型来反映卫生服务的可及性。在调查中发现，571名患者有误诊经历，占总体样本的58.15%。罕见病由于患者人数少、有些疾病症状不典型，在初次就诊时往往会被医务人员误诊为其他的一些常见疾病。通过研究相关数据显示有误诊经历的患者群，发现35.20%的罕见病患者曾被误诊5次及以上。

6. 罕见病知晓率不尽人意

很多人不知道什么是罕见病，甚至基层和临床医务人员对罕见病的了解和知识的掌握，也不尽人意。《2018中国罕见病调研报告》对285名医生进行了问卷调查，其中研究生以上学历超过77%，受访医生整体学历、职称、工作医院的级别都远高于全国平均水平。但仅有33.3%的医生承认自己仅听说过罕见病，但不了解，有两名医生称自己从未听说过罕见病[②]。由此推断，处于边远地区和经济欠发达地区的临床医务人员，对罕见病的认识更是匮乏。

---

① 信枭雄：我国罕见病患者卫生服务公平可及研究［D］. 北京：北京大学药学院，2016.4.20

② 李庆．2018中国罕见病调研报告．新华网，2012．2．28．http：//www.xinhuanet.com/gongyi/2018－02/28/c_ 129819383.htm

7. 缺乏临床诊治规范

标准化诊疗方案，又称临床路径，是在诊疗指南或专家共识等规范文件的基础上，针对不同疾病设计的综合型诊疗方案。绝大多数罕见病没有诊疗指南或专家共识，缺乏规范化的诊治流程，反映了罕见病领域的相关知识和循证医学的不足，这也是世界罕见病领域面临的问题。广大的基层医院对于此类疾病甚至缺乏基本的诊疗经验，因此许多罕见病未能得到确诊和进行有效的治疗。部分国际上公认的诊治指南在国内也得不到统一认识及推广。因此，有计划地、分期分批的制定罕见病诊疗指南或专家共识十分重要。但是我国尚未建立规范统一的标准治疗指南体系，所以为制定罕见病临床诊治规范文件带来更多困难。因此，在制定罕见病标准化诊疗方案时，一定要掌握充分的循证基础、完善的制定流程、严格的专家审核等原则。

8. 罕见病研究需要加强

目前对绝大多数罕见病的发病机制、诊断方法和治疗手段等没有答案，需要加以研究。罕见病研究的最大困难是病例极少、数据采集极度困难、检测单一罕见病症“市场”甚小，且罕见病疾病种类繁多而且不同疾病间特异性差异较大，大多数罕见病缺乏稳定的实验模型、疾病终点的定义不明确，乃至无法证明研究的诊断或治疗方法在统计学上的意义。目前部分罕见病的基础研究尚属空白或研究项目比较分散。需要国家统一计划，整合多家医院和研究机构，相互协作、资源共享。

随着生命科学技术的发展，与疾病有关的基因突变（变异）的分析检测逐步从科研走向临床，为疾病的诊断和鉴别提供科学的依据。因为80%罕见病是遗传性疾病，所以基因的研究和临床应用很重要。但是目前我国存在着基因检测机构繁杂、检测方式有待规范、检测标准尚不统一、基因检测与临床存在脱节等问题，使得罕见病的诊断和筛查变得更为困难。需要加强对基因检测机构的监管、建立全国的统一检测标准，确保检测规范和检测质量。

9. 罕见病患者医疗保障和生活水平需要关注

罕见病患者和家庭主要存在如下问题。

医疗负担重。2012 年瓷娃娃罕见病关爱中心与中国人民大学联合开展的“中国罕见病群体生存状况调查”，调查了全国范围内 20 余种罕见病共 2133 个罕见病患者家庭，发现罕见病患者面临的生存状况着实堪忧。一是罕见病医疗保障政策缺失。医药治疗费用报销比例，只能报销 10% 以下费用或者全部自己承担的家庭占 78%，其中 63% 的家庭无法承担其费用支出。二是患者的社会援助缺失，经济负担沉重。大部分家庭没有得到社会救济。其中未接受救济为 28.2%，亲属自救为 55.3%，政府救助为 7.4%，慈善组织救助为 3.7%，工作单位救助为 1.8%。患者家庭因病致贫、因病返贫现象严重。

医疗状况不佳。根据调查显示，大多数罕见病患者的就医状况不甚理想。约有半数以上的患者在过去一年不曾前往医疗机构进行治疗[①]，罕见病患者的住院率更低。究其原因主要是绝大多数罕见病目前没有有效的治疗药物，目前仅有 106 种针对特定罕见病的药物，国内引进的药物更为有限，以法布雷病为例，2008 年至 2013 年仅北京市各家医院已文献报道了近 20 例患者[②]，但调查发现，法布雷病的入院例次仅为 4 例。多数罕见病患者需要长期治疗且价格昂贵。在欧美国家用 ivacaftor 治疗囊性纤维化 30 年，或者 eculizumab 治疗阵发性夜间血红蛋白尿 20 年，其治疗费用约为 800 万美元[③]，这样的价格对大多数家庭都难以承受。

生存压力大。一项针对 142 类罕见病群体的生存调查显示：仅有 17.9% 的受访者可以自己承担，76.5% 受访者的经济主要依赖家庭成员

---

① 李莹. 关于我国罕见病相关政策的探讨——基于罕见病群体生活状况调研分析［J］. 中国软件学，2014，2：77－89

② 盈岩，张为民，施惠平，等. 16 例经典型 Fabry 患者的临床表现和基因变化分析［J］. 中华医学杂志，2010，8：551－554.

③ Luzzattol，Hollak CE，Cox TM，et al. Rare diseases and effective treatments：are we delivering［J］Lancet，2015，385（9970）：750－752

的收入；综合来看罕见病患者全年医疗费用是个人全年收入的3.0倍、家庭全年收入的1.9倍，部分罕见病患者的支出远高于平均值，保障水平明显不足。[①]

受教育、就业受限。超过60%的劳动适龄受访者受教育水平在高中及以下，全职在业的受访者仅占20.4%。与罕见病患者治疗效果普遍不理想有关，75.2%的病友认为治疗无效或较差或效果一般，高达65.6%的病友有过被误诊经历[②]。罕见病患者整体生存质量都偏低。这些数据显示罕见病群体已经形成了求医难、上学难、就业难、生活难的群体，亟须社会各界的关注和支持

对医疗效果和保障水平的需求逐渐加大。如果一个病种在一个地区某项政策的出台，往往带来更多病种、更多地区患者的集体诉求，增加了罕见病政策实施的复杂性和不确定性。罕见病临床的复杂性和不典型性导致的误诊误治，引起的医疗纠纷，造成医疗资源浪费更加重了罕见病医疗保障的难度和负担。

（二）政策建议

1. 制定全国罕见病医疗社会保障整体规划

根据《国务院关于印发“十二五”期间深化医药卫生体制改革规划暨实施方案的通知》（国发〔2012〕11号）中指出要“充分发挥基本医保、医疗救助、商业健康保险、多种形式补充医疗保险和公益慈善的协同互补作用，切实解决重特大疾病患者的因病致贫问题”和六部门联合发布《关于开展城乡居民大病保险工作的指导意见》（发改社会〔2012〕2605号），“要建立城乡居民大病保险，在基本医疗保障的基础上，对大病患者发生的高额医疗费用给予进一步保障”的精神，充分利用我国统

① 信枭雄．我国罕见病患者卫生服务公平可及研究［D］．北京：北京大学药学院，2016

② 李莹，鲁全．中国罕见病群体生存状况调研报告［M］．北京：中国劳动社会保障出版社，2014

一力量办大事的体制优势，统筹各方资金解决罕见病医疗保障问题。根据罕见病目录，制定罕见病医疗社会保障整体规划。各地方政府参照整体规划，根据本地区人群发病情况、社会反应和地方财政支出，制定本地区具体实施方案。解决高额度的医疗支出、最大限度地减轻罕见病患者的负担。

罕见病医疗社会保障规划的制定，应当与国家相关政策相结合。鉴于罕见病多在儿童期发病，解决罕见病患者经济负担重的问题可以结合 2018 年 5 月 28 日颁布的“中国儿童健康扶贫计划”，该计划是针对全国 14 个集中连片特困地区贫困家庭儿童的健康扶贫，将在未来两年基本实现完成这些地区的建档立卡贫困家庭患病儿童的救治目标。另外，罕见病多会引起患儿残疾，可以结合 2018 年 5 月 30 日国务院常务会议提出建立“中国残疾儿童康复救助制度”，对残疾儿童及其经济困难家庭实施救助，其经费纳入县级以上地方政府预算，中央财政给予适当补助，实现 2020 年基本实现残疾儿童应救尽救的目标。

更重要的是，解决罕见病导致的因病致贫、因病返贫问题，确保兜住底线，需要与中共中央的扶贫攻坚总体政策相结合，遵照习近平总书记在十九大提出的 2020 年中国要实现精准解决贫困问题的精神．要在罕见病医疗社会保障规划的设计中充分体现解决罕见病相关问题是目前打好扶贫攻坚战、推进经济社会发展的重要组成部分，要与国家社会主义整体建设的步伐相一致。

2. 明确政府责任主体，建立工作机制，推进医疗社会保障

解决罕见病医疗社会保障问题应由各级政府为责任主体，在具体实施中需要政府诸多部门合作，包括卫健委、人社部、财政部、民政部、药监局等，为了避免交叉管理、重复管理和多头管理，要建立多部门联动的工作机制。做到政策落实、资金到位、多方共付协调、监督管理牢靠。值得提及的是，建立罕见病特殊药品的管理模式十分重要，其中包括采取与大病保险特殊药品类似的谈判准入模式；孤儿药不做竞争性谈判；由省级医保经办机构负责代表全省与药品生产（供应）商协商签订药品管理服务协议；罕见病特殊药品不纳入医院药占比和医保均次费用

考核等，以保证患者得到治疗。

3. 建立罕见病目录制定和目录调整的工作机制

明确罕见病防治和政策研究工作重点。建议将可诊可治、威胁生命或严重影响生活质量、缺乏完善防控体系的罕见病作为重点。在目前颁布的国家首批罕见病目录的基础上，建立长效工作机制，根据罕见病的患病人口规模、疾病经济负担程度、可诊可治等要素来确定优先工作次序，分阶段将疾病列入国家罕见病目录。罕见病目录要根据疾病谱的变化和国家社会经济整体水平进行调整。各地区参照国家罕见病目录，根据其本地区经济发展水平和罕见病实际发病情况制定具体实施办法。

4. 建立罕见病药品管理制度和工作机制

建立罕见病药品管理制度和工作机制，协调统筹安排全国范围的孤儿药认定、引进、研发、注册、生产等。落实中国已优化的药物审评、审批制度，推动罕见病药品的研发、鼓励国外相关药品上市。随着罕见病目录的出台，在优先审评审批制度上需要进一步具体化，如申请方式、临床试验设计需求、审批时间等，建立一套完整的工作机制。加大罕见病药品的基础研究、临床研究和新药研发，提高我国生物技术工业水平。加强仿制药研究，解决孤儿药的短缺问题。开展老药新用的研究，尤其是对已上市药物，建立药品说明书适应证上的扩展和确定的工作机制，以解决罕见病药物的可及性问题。逐步形成罕见病药品批准和产业发展的良性环境。

5. 加强注册登记和监测，提高决策的准确性

推动全国与地方的罕见病注册登记系统，逐步建立起罕见病国家报告系统，为罕见病卫生决策提供科学严谨的数据支撑。充分利用医院电子化病历系统、医疗保险数据等平台，建立全国罕见病大数据库。把罕见病防治水平作为评价医院的医疗水平指标之一，由卫生主管部门推动罕见病病例信息登记工作。开展罕见病流行病学研究，动态、科学分析罕见病相关数据作为卫生决策的依据。

建立罕见病注册登记的统一技术标准和规范，规范罕见病疾病名称和ICD编码。建议参考2015年颁布的国际ICD－Ⅱ疾病编码以便与世界接轨。

建立罕见病研究全国协作网络，进行中国罕见病大数据采集和共享。随着数据的积累，掌握我国罕见病的种类、数量、地域特色等第一手珍贵资料，为我国建立罕见病医疗社会保障制度、为罕见病药物引进、药物研发提供依据。

6. 建立罕见病诊疗中心，完善转诊机制

充分利用我国的优势医疗资源集中的特点。参考2018年1月11日公示的《国家发展改革委办公厅国家卫生计生委办公厅关于印发疑难病症诊治能力提升工程项目遴选工作方案的通知》即“十三五”时期“疑难病症诊治能力提升工程项目”中涉及的31省市区的113家省部级医院目录，由城市的几家大型医院组成罕见病诊疗中心，方便罕见病患者诊断和治疗。完善基层医院和罕见病诊疗中心的转诊工作机制，以便将疑似罕见病者转诊至上一级医院接受诊治。同时在每个地区设置药物配送中心，患者在医院得到诊断与治疗方案后，可以就近获得药品。

7. 制定罕见病临床路径、诊疗指南或专家共识，编纂罕见病知识手册

标准诊疗指南是医疗机构开展循证医疗的法定依据，无论临床诊断还是用药，标准诊疗指南都应是基础中的基础，决定临床医师在面对疾病和患者时的治疗思路和处方思路。建议国家卫健委牵头，根据国家罕见病目录，委托中华医学会罕见病分会或地方医学会组织专家制定罕见病单病种临床路径、诊疗指南或专家共识。要督促并指导临床医生对罕见病诊疗指南的使用并纳入继续教育项目中。为提高基层医生对罕见病的认识和了解，编纂《罕见病知识手册》，推进罕见病知识的普及。依据罕见病目录，根据可能涉及的科室，可以分门别类进行罕见病知识手册的编纂，以便相关科室医生能够建立起临床症状与罕见病的关联性，让基层一线医生及早做出正确判断，减少误诊。

8. 推动罕见病研究

建议在科研院所和医疗机构设立相关的研究机构，建立专门的罕见病科研基金，加大对基础性研究的支持力度。结合我国疾病谱特点和目前存在的突出问题设立研究课题，搭建高水平的学术交流平台。同时，按照多方参与的原则，有必要充分借助社会力量，如采取政府购买服务或公共私营合作形式（public private partnership）开展疾病研究。

提高遗传性罕见病的预防诊断水平。根据我国罕见病目录有重点的对遗传性罕见病进行筛查。由卫生管理部门指定重点医院、临床检测中心或者第三方（获得医学基因检测检验资质的生物公司）开展基因检测工作，因地制宜建立标准化的基因筛查诊疗技术中心。制定高危产妇产前检查和新生儿筛检的基本项目，逐步在医保报销体系中覆盖高危族群的筛查费用。规范基因的数据解读，并通过专业的遗传咨询专家对患者及其家庭成员进行针对性的指导。

建立专项基金探讨罕见病发病机制，研发有效治疗药物，突破罕见病治疗药物依赖国外进口的瓶颈。

9. 整合社会力量

加强学术团体建设。成立中华医学会罕见病专科分会、督促并指导各地方医学会成立罕见病专科分会。发挥医学会专家优势资源，协助政府推进罕见病科研、诊疗指南的制定以及学术交流的开展，推进国内各地区罕见病工作同步进行。鉴于罕见病发病或患病率低、病例资源缺少的特点，国际间的沟通甚为重要，要坚持资源共享、互惠互利的原则，加强与不同地区和国家的交流与合作。

促进罕见病患者组织健康发展。加强全社会对罕见病患者的关爱，增加民众对罕见病知识的了解、重视患者的利益诉求。引导并帮助罕见病患者组织在民政部门注册登记，促进患者组织健康规范的发展。加强患者组织和临床专家、慈善机构和残疾人联合会等团体的密切合作，共同致力于推动罕见病的政策法规、诊疗技术、药品研发的进步。

根据《关于促进慈善事业健康发展的指导意见》（国发〔2014〕61

号）中指出要“鼓励推动慈善事业健康发展，努力形成与社会救助工作紧密衔接”，参考地方政府的罕见病医疗费用多方共付的办法，引导慈善机构参与罕见病社会保障工作。支持并大力宣传慈善机构参与罕见病的社会保障、疾病预防和研究，支持慈善机构在患儿成长学习、患者就业、心理辅导等领域的合作和探索。

附录一　第一批罕见病目录

序号	中文名称	英文名称
1	21 - 羟化酶缺乏症	21 - Hydroxylase Deficiency
2	白化病	Albinism
3	Alport 综合征	Alport Syndrome
4	肌萎缩侧索硬化	Amyotrophic Lateral Sclerosis
5	Angelman 氏症侯群（天使综合征）	Angelman Syndrome
6	精氨酸酶缺乏症	Arginase Deficiency
7	热纳综合征（窒息性胸腔失养症）	Asphyxiating Thoracic Dystrophy (Jeune Syndrome)
8	非典型溶血性尿素症	Atypical Hemolytic Uremic Syndrome
9	自身免疫性脑炎	Autoimmune Encephalitis
10	自身免疫性垂体炎	Autoimmune Hypophysitis
11	自身免疫性胰岛素受体病	Autoimmune Insulin Receptopathy (Type B insulin resistance)
12	β - 酮硫解酶缺乏症	Beta - Ketothiolase Deficiency
13	生物素酶缺乏症	Biotinidase Deficiency
14	心脏离子通道病	Cardic Ion Channelopathies
15	原发性肉碱缺乏症	Carnitine Deficiency
16	Castleman 病	Castleman Disease
17	腓骨肌萎缩症	Charcot - Marie - Tooth Disease
18	瓜氨酸血症	Citrullinemia
19	先天性肾上腺发育不良	Congenital Adrenal Hypoplasia

续表

序号	中文名称	英文名称
20	先天性高胰岛素性低血糖血症	Congenital Hyperinsulinemic Hypoglycemia
21	先天性肌无力综合征	Congenital Myasthenic Syndrome
22	先天性肌强直（非营养不良性肌强直综合征）	Congenital Myotonia Syndrome（Non – Dystrophic Myotonia，NDM）
23	先天性脊柱侧弯	Congenital Scoliosis
24	冠状动脉扩张病	Coronary Artery Ectasia
25	先天性纯红细胞再生障碍性贫血	Diamond – Blackfan Anemia
26	Erdheim – Chester 病	Erdheim – Chester Disease
27	法布雷病	Fabry Disease
28	家族性地中海热	Familial Mediterranean Fever
29	范可尼贫血	Fanconi Anemia
30	半乳糖血症	Galactosemia
31	戈谢病	Gaucher's Disease
32	全身型重症肌无力	General Myathenic Gravis
33	Gitelman 综合征	Gitelman Syndrome
34	戊二酸血症Ⅰ型	Glutaric Acidemia Type Ⅰ
35	糖原累积病（Ⅰ型、Ⅱ型）	Gilycogen Storage Disease（Type Ⅰ、Ⅱ）
36	血友病	Hemophilia
37	肝豆状核变性	Hepatolenticular Degeneration（Wilson Disease）
38	遗传性血管性水肿	Hereditary Angioedema（HAE）
39	遗传性大疱性表皮松解症	Hereditary Epidermolysis Bullosa
40	遗传性果糖不耐受症	Hereditary Fructose Intolerance
41	遗传性低镁血症	Hereditary Hypomagnesemia
42	遗传性多发脑梗死性痴呆	Hereditary Multi – infarct Dementia（Gerebral Autosomal Dominant Arteriopathy with Subcortical Infarcts and Leukoencephalopathy，CADASIL）
43	遗传性痉挛性截瘫	Hereditary Spastic Paraplegia
44	全羧化酶合成酶缺乏症	Holocarboxylase Synthetase Deficiency
45	同型半胱氨酸血症	Homocysteinemia
46	纯合子家族性高胆固醇血症	Homozygous Hypercholesterolemia

续表

序号	中文名称	英文名称
47	亨廷舞蹈病	Huntington Disease
48	HHH 综合征	Hyperornithinaemia – Hyperammonaemia – Hhomocit rullinuria Syndrome
49	高苯丙氨酸血症	Hyperphenylalaninemia
50	低碱性磷酸酶血症	Hypophosphatasia
51	低磷性佝偻病	Hypophosphatemic Rickets
52	特发性心肌病	Idiopathic Cardiomyopathy
53	特发性低促性腺激素性性腺功能减退症	Idiopathic Hypogonadotropic Hypogonadism
54	特发性肺动脉高压	Idiopathic Pulmonary Arterial Hypertension
55	特发性肺纤维化	Idiopathic Pulmonary Fibrosis
56	IgG4 相关性疾病	IgG4 Related Disease
57	先天性胆汁酸合成障碍	Inborn Errors of Bile Acid Synthesis
58	异戊酸血症	Isovaleric Acidemia
59	卡尔曼综合征	Kallmann Syndrome
60	朗格汉斯组织细胞增生症	Langerhans Cell Histiocytosis
61	莱伦氏综合征	Laron Syndrome
62	Leber 遗传性视神经病变	Leber Hereditary Optic Neuropathy
63	长链 3 – 羟酰基辅酶 A 脱氢酶缺乏症	Long Chain 3 – Hydroxyacyl – CoA Dehydrogenase Deficiency
64	淋巴管肌瘤病	Lymphangioleiomyomatosis（LAM）
65	赖氨酸尿蛋白不耐受症	Lysine Urinary Protein Intolerance
66	溶酶体酸性脂肪酶缺乏症	Lysosomal Acid Lipase Deficiency
67	枫糖尿症	Maple Syrup Urine Disease
68	马凡综合征	Marfan Syndrome
69	McCune – Albright 综合征	McCune – Albright Syndrome
70	中链酰基辅酶 A 脱氢酶缺乏症	Medium Chain Acyl – CoA Dehydrogenase Deficiency
71	甲基丙二酸血症	Methylmalonic Academia
72	线粒体脑肌症	Mitochodrial Encephalomyopathy
73	黏多糖贮积症	Mucopolysaccharidosis

续表

序号	中文名称	英文名称
74	多灶性运动神经病	Multi – Focal Motor Neurothy
75	多种酰基辅酶 A 脱氢酶缺乏症	Multiple Acyl – CoA Dehydrogenase Deficiency
76	多发性硬化	Multiple Sclerosis
77	多系统萎缩	Multiple System Atrophy
78	肌强直性营养不良	Myotonic Dystrophy
79	N – 乙酰谷氨酸合成酶缺乏症	NAGS Deficiency
80	新生儿糖尿病	Neonatal Diabetes Mellitus
81	视神经脊髓炎	Neuromyelitis Optica
82	尼曼匹克病	Niemann – Pick Disease
83	非综合征性耳聋	Non – Syndromic Deafiness
84	Noonan 综合征	Noonan Syndrome
85	鸟氨酸氨甲酰基转移酶缺乏症	Ornithine Transcarbamylase Deficiency
86	成骨不全症（脆骨病）	Osteogenesis Imperfecta（Brittle Bone Disease）
87	帕金森病（青年型、早发型）	Parkinson Disease（Young – onset，Early – onset）
88	阵发性睡眠性血红蛋白尿	Paroxysmal Nocturnal Hemoglobinuia
89	黑斑息肉综合征	Peutz – Jeghers Syndrome
90	苯丙酮尿症	Phenylketouria
91	POEMS 综合征	POEMS Syndrome
92	卟啉病	Porphyria
93	Prader – Willi 综合征	Prader – Willi Syndrome
94	原发性联合免疫缺陷	Primary Combined Immune Deficiency
95	原发性遗传性肌张力不全	Primary Hereditary Dystonia
96	原发性轻链型淀粉样变	Primary Light Chain Amyloidosis
97	进行性家族性肝内胆汁淤积症	Progressive Familial Intrahepatic Cholestasis
98	进行性肌营养不良	Progressive Muscular Dystrophies
99	丙酸血症	Propionic Acidemia
100	肺泡蛋白沉积症	Pulmonary Alveolar Proteinosis
101	肺囊性纤维化	Pulmonary Cystic Fibrosis
102	视网膜色素变性症	Retinitis Pigmentosa

续表

序号	中文名称	英文名称
103	视网膜母细胞瘤	Retinoblastoma
104	重症先天性粒细胞缺乏症	Severe Congenital Neutropenia
105	婴儿严重肌阵挛性癫痫（Dravet 综合征）	Severe Myoclonic Epilepsy in Infaricy（Dravet Syndrome）
106	镰刀型细胞贫血病	Sickle Cell Disease
107	Silver – Russell 综合征	Silver – Russell Syndrome
108	谷固醇血症	Sitosterolemia
109	脊髓延髓肌萎缩症（肯尼迪病）	Spinal and Bulbar Muscular Atrophy（Kennedy Disease）
110	脊髓性肌萎缩症	Spinal Muscular Atrophy
111	脊髓小脑性共济失调	Spinocerebellar Ataxia
112	系统性硬化症	Systemic Sclerosis
113	四氢生物蝶呤缺乏症	Tetrahydrobiopterin Deficiency
114	结节性硬化症	Tuberous Sclerosis Complex
115	原发性酪氨酸血症	Tyrosinemia
116	极长链酰基辅酶 A 脱氢酶缺乏症	Very Long Chain Acyl – CoA Dehydrogenase Deficiency
117	威廉姆斯综合征	Williams Syndrome
118	湿疹血小板减少伴免疫缺陷综合征	Wiskott – Aldrich Syndrome
119	X – 连锁无丙种球蛋白血症	X – Linked Agammaglobulinemia
120	X – 连锁肾上腺脑白质营养不良	X – Linked Adrenoleuko Dystrophy
121	X – 连锁淋巴增生症	X – Linked Lymphoproliferative Disease

附录二　罕见病目录制订工作程序

第一条　为加强我国罕见病管理，促进罕见病目录（以下简称目录）的制订更加科学合理，不断完善罕见病相关管理政策，满足人民群众健康需求，制定本程序。

第二条　目录的制订坚持从我国国情出发，充分结合经济发展、人口情况、社会保障水平等因素，并参考与我国社会发展水平相近国家或地区的管理经验。

第三条　分批遴选目录覆盖病种，对目录进行动态更新。目录更新时间原则上不短于2年。

第四条　纳入目录的病种应当同时满足以下条件：

（一）国际国内有证据表明发病率或患病率较低；

（二）对患者和家庭危害较大；

（三）有明确诊断方法；

（四）有治疗或干预手段、经济可负担，或尚无有效治疗或干预手段、但已纳入国家科研专项。

第五条　国家卫生健康委员会罕见病诊疗与保障专家委员会（以下简称专家委员会）负责提供技术支持和政策建议，专家委员会办公室负责罕见病病种申报材料的接收、汇总和整理等日常工作。

第六条　国家有关部门、省级卫生健康行政部门、国家级行业学会或协会、民政部注册登记的相关民间组织，可以提出增加目录病种的申请，并向专家委员会办公室（联系方式见附件1）提供申请材料。

第七条　申请材料应当包括以下内容：

（一）病种基本情况。主要包括病种名称（中英文）、发病率或患病率、发病年龄、诊断标准、治疗方法（含药品）、预后效果（含生存期）等；

（二）我国是否已有保障政策、治疗所需年费用等；

（三）其他主要国家或地区对该病种的诊疗、医疗保障和社会救助等管理情况；

（四）上述材料的数据来源和参考文献；

（五）申请单位、联系人及联系方式，包括通讯地址、电话和电子邮件。

上述材料可通过填写罕见病目录申请表（见附件 2）提供。申请表不能涵盖的其他内容，另附书面材料。

第八条　申请单位应当同时提供纸质版和电子版（PDF 格式）申请材料。

第九条　专家委员会办公室收到申请材料后，对其进行形式审查。对材料不符合要求的，向申请单位提出补充修改建议。

第十条　专家委员会办公室在接收、汇总申请材料的工作中，应当及时向国家卫生健康委员会报备，适时提出召开集中论证会的建议。

第十一条　国家卫生健康委员会根据专家委员会办公室建议和申请情况，组织召开专家委员会全体扩大会议，邀请相关领域专家进行研究论证。

第十二条　专家委员会和相关领域专家根据本程序第四条规定，经论证形成目录（征求意见稿）并经专家签字提交国家卫生健康委员会。

第十三条　国家卫生健康委员会就目录（征求意见稿）向国家有关部门、省级卫生健康行政部门、国家级行业学会或协会、民政部注册登记的相关民间组织征求意见。根据反馈意见情况，决定是否按照第十一条规定再次召开论证会议，并最终确定目录。

第十四条　国家卫生健康委员会（会同国务院有关部门）公布罕见病目录。

第十五条　如需调整出目录的，参照增加病种的程序及要求执行。

第十六条　本程序由国家卫生健康委员会负责解释。

第十七条　本程序自印发之日起施行。

罕见病目录申请表

<table>
<tr><td colspan="4">一、疾病基本情况</td></tr>
<tr><td>疾病名称</td><td colspan="3">（中文）　　　　　　（英文）</td></tr>
<tr><td>ICD 编码</td><td></td><td>易患性别</td><td>□男　□女</td></tr>
<tr><td>发病年龄</td><td></td><td>生存年限</td><td></td></tr>
<tr><td>发病率</td><td></td><td>患病率</td><td></td></tr>
<tr><td colspan="4">诊断方法（含技术名称、预估费用、是否纳入医保、是否经济可负担等）</td></tr>
<tr><td colspan="4"></td></tr>
<tr><td colspan="4">治疗或干预方法（含名称、预估费用、是否纳入医保、是否经济可负担等）</td></tr>
<tr><td colspan="4"></td></tr>
<tr><td colspan="4">二、申请单位基本情况</td></tr>
<tr><td>申请单位名称</td><td colspan="3"></td></tr>
<tr><td>联系人姓名</td><td></td><td>职　务</td><td></td></tr>
<tr><td>联系电话</td><td></td><td>电子邮箱</td><td></td></tr>
<tr><td>单位通讯地址</td><td colspan="3"></td></tr>
<tr><td colspan="4">（申请单位盖章）
年　月　日</td></tr>
</table>